COMMENT FAIRE DES TRAITEMENTS NATURELS POUR LE PSORIASIS

SOULAGER LA DOULEUR DE VOTRE PEAU, DE VOS ONGLES, DE VOTRE TÊTE, DE VOS AISSELLES ET DE VOTRE CORPS ENTIER DE TOUS LES TYPES DE PSORIASIS

Jessy M. Brown

Première édition

Table des matières

Introductio: Psoriasis

Le psoriasis est une maladie dont souffrent des millions de personnes dans le monde, et plusieurs pays développés font état de taux d'incidence remarquablement similaires.

Par exemple, aux États-Unis, le taux signalé de psoriasis grave varie de 2 % à 3 % de la population, tandis qu'en Australie, la maladie touche également environ 2 % de la population.

De plus, certains suggèrent que jusqu'à 20 % de la population américaine pourrait souffrir d'une forme ou d'une autre de psoriasis, de très léger à grave, et qu'environ 4,5 millions de personnes pourraient souffrir de psoriasis grave.

En outre, 150 000 nouveaux cas de psoriasis ont été signalés chaque année rien qu'aux États-Unis, de sorte que si l'on suppose que le psoriasis est aussi répandu dans d'autres pays qu'aux États-Unis, il représente clairement un problème important à l'échelle mondiale.

Pour les personnes atteintes de psoriasis, il existe un paradoxe de "bonnes et mauvaises nouvelles" avec lequel la plupart de ces personnes ont déjà appris à vivre.

La bonne nouvelle, c'est que, d'une part, le psoriasis n'est pas une maladie potentiellement mortelle (bien qu'il ait été suggéré que cette maladie augmente le risque de crise cardiaque). Cependant, le fait que le psoriasis peut apporter beaucoup de misère aux malades et à leur famille n'est pas une condition qui peut être ignorée.

De plus, comme il peut devenir beaucoup plus désagréable et douloureux, le psoriasis est une maladie que les patients doivent traiter.

Comme pour toute condition médicale

ou affection, il existe de nombreuses façons de traiter le psoriasis : certaines sont toxicomanes, d'autres sont tout à fait naturelles. Et bien sûr, il s'ensuit presque toujours que le traitement naturel de toute condition médicale est la meilleure façon de faire les choses si de tels traitements sont appropriés et efficaces.

Le but de ce livre est d'examiner ce qu'est le psoriasis et ce qui le cause plus en détail, avant d'examiner les différentes façons de traiter cette maladie.

Muni de cette information, vous devriez être en mesure d'envisager et de décider si l'utilisation de médicaments pharmaceutiques est une bonne idée pour traiter votre propre condition de psoriasis ou si l'utilisation de méthodes 100% naturelles pour traiter votre condition est une meilleure idée.

> ### *Qu'est-ce que le psoriasis ?*

Le psoriasis est une maladie inflammatoire de la peau qui n'est pas contagieuse.

Il existe cinq types de psoriasis, dont le plus courant est le psoriasis en plaques, une forme dont souffrent environ 80 % des personnes atteintes de psoriasis. Cette forme particulière de psoriasis (aussi connu sous le nom de "psoriasis vulgaire", qui signifie "commun") apparaît souvent sous forme de taches rouges sur la peau qui sont souvent couvertes d'une écaille blanc argenté.

Ces taches cutanées, aussi appelées plaques (d'où le nom de l'affection) ou lésions, se trouvent le plus souvent sur les coudes et les genoux, le cuir chevelu ou parfois dans le bas du dos de la personne qui les porte.

Cela dit, elles ne se limitent pas à ces zones particulières du corps et peuvent apparaître n'importe où sur la tête, le torse ou les extrémités.

Les autres types de psoriasis moins courants sont :

- **Psoriasis gutta** caractérisé par de petites taches rouges sur la peau. Cette forme particulière de psoriasis se développe le plus souvent chez les enfants ou les adolescents qui ont des antécédents d'infection à streptocoque ;

- **Psoriasis érythrodermique** dans lequel le patient souffre de rougeurs généralisées, de démangeaisons intenses et souvent de douleurs. Il s'agit du type de psoriasis le moins fréquent chez 1 % à 2 % des personnes atteintes de psoriasis, ce qui est une chance, car ce type particulier de psoriasis peut, dans les cas les plus extrêmes, mettre leur vie en danger. En effet, dans les cas les plus graves, de grandes parties de la peau sont excrétées, ce qui signifie qu'il y a des zones de viande exposée et non protégée qui pourraient être sujettes aux infections (souvent par rapport à celles qui présentent des brûlures très graves) ;

- **Le psoriasis inverse se produit** lorsque le patient est susceptible de trouver de petites lésions rouges et lisses qui se forment dans les plis cutanés du corps, là où des conditions chaudes et humides (comme dans les aisselles, la région génitale, etc.) favorisent la formation de plaques de contact lisses et non squameuses, mais qui font quand même mal au toucher ; et

- *Le psoriasis pustuleux se* caractérise par la présence de taches rouges au centre desquelles des pustules blanches sont susceptibles d'être présentes. Ce type de psoriasis survient chez moins de 5 % des personnes atteintes de psoriasis et n'est habituellement observé que chez les adultes.

Quel que soit le type particulier de psoriasis dont souffre une personne, il cause habituellement au moins un certain inconfort qui, dans certains cas, peut aller d'une douleur légère à une douleur intense. Pour les personnes atteintes de psoriasis, il est un fait de leur vie que leur peau démange presque toujours, et qu'elle peut aussi souvent craquer et saigner.

Dans les cas les plus graves, la douleur ressentie par une personne atteinte de psoriasis peut être suffisamment importante pour l'empêcher d'accomplir ses tâches quotidiennes, tout en rendant le sommeil établi extrêmement difficile.

Sur le plan médical, le traitement que les professionnels de la santé et les autres médecins recommanderaient pour le psoriasis dépendra en grande partie de la gravité de l'affection dont souffre la personne qui demande conseil.

Certains dermatologues classeraient le psoriasis en trois catégories différentes, soit léger, modéré et grave, la définition de chacune de ces catégories dépendant du pourcentage du corps du patient qui est couvert de lésions psoriasiques.

Selon ces normes, toute personne qui a des lésions couvrant entre 5 % et 10 %

de son corps tomberait dans la catégorie des lésions légères, entre 10 % et 20 % serait modérée, et toute personne dont plus de 20 % du corps est couvert de lésions psoriasiques tomberait dans la catégorie des lésions graves.

Il a déjà été suggéré que jusqu'à 20% de la population américaine (et par extension du reste du monde occidental) peut souffrir de psoriasis, et que la grande majorité d'entre eux entrent dans la catégorie des cas légers ou même très légers. Pour beaucoup de ces personnes, leur état n'est rien de plus qu'un léger inconfort avec des lésions cutanées modérées et des démangeaisons mineures, souvent temporaires.

À l'autre extrémité de l'échelle, il y a certains malheureux dont l'état est si grave qu'ils développent des blessures partout dans le corps et doivent être hospitalisés pour que l'état soit traité. Pour ces personnes, leur psoriasis est susceptible d'être extrêmement douloureux et peut aussi être défigurant et même potentiellement invalidant.

Et malheureusement, comme le psoriasis est une maladie chronique, c'est-à-dire une maladie qui dure toute la vie, il ne peut y avoir de soulagement total pour quiconque en souffre. Le psoriasis est une maladie qui peut apparemment disparaître et réapparaître (souvent avec vengeance) plusieurs fois au cours de la vie, et comme il n'existe aucun remède reconnu contre cette maladie, c'est un fait auquel toute personne atteinte de psoriasis doit s'habituer et vivre avec.

Causes du psoriasis

Comme dans le cas d'un nombre surprenant de maladies, les causes exactes du psoriasis n'ont pas encore été établies avec certitude. Mais, alors que la vision traditionnelle du psoriasis était que c'est une condition de l'épiderme, la couche la plus haute de la peau, la recherche des dernières années a commencé à indiquer le contraire.

Cette recherche a montré que les causes du psoriasis, loin d'être liées uniquement à l'épiderme, sont beaucoup plus profondes. En fait, cette recherche indique que le psoriasis est une maladie causée par un dysfonctionnement du système immunitaire du patient lorsque certaines cellules immunitaires sont activées puis deviennent hyperactives.

Chez toute personne dont le système

immunitaire fonctionne parfaitement, les globules blancs ou les lymphocytes T produisent des anticorps qui sont conçus pour repousser les bactéries et les virus. Cependant, on croit maintenant que dans le cas d'une personne atteinte de psoriasis, ces cellules commencent à combattre une infection imaginaire ou à essayer de guérir une plaie qui n'existe pas en créant un excès de nouvelles cellules cutanées pour repousser l'envahisseur imaginaire ou pour réparer des dommages inexistants.

Cela entraîne l'apparition de plaques ou de lésions cutanées endémiques au psoriasis en plaques.

Dans des circonstances normales, le cycle de vie d'une cellule cutanée moyenne pour une personne en parfaite santé est d'environ 28 jours, mais on croit que chez les personnes atteintes de psoriasis, leur système immunitaire crée trop de cellules. De plus, parce que ces cellules sont produites si rapidement, elles mûrissent en seulement trois à six jours avant de remonter à la surface de la peau.

Par conséquent, comme ces cellules ne meurent pas assez vite, elles s'accumulent à la surface de la peau, couche après couche, ce qui entraîne la formation de plaques psoriasiques.

Grâce à cette recherche, nous avons maintenant une idée assez précise des causes du psoriasis.

Ce que nous ne savons pas, cependant, c'est exactement pourquoi certaines personnes souffrent de psoriasis et d'autres pas.

D'autre part, il existe des facteurs généralement acceptés qui rendent certaines personnes plus sujettes au psoriasis que d'autres.

> ### *Pourquoi les gens souffrent-ils de psoriasis ?*

La recherche indique qu'environ 30 % des personnes qui développent le psoriasis ont des antécédents familiaux de la maladie, mais il est également vrai que de nombreux parents qui souffrent de psoriasis auront des enfants qui n'ont pas leurs propres problèmes. D'un autre côté, il y aura des personnes qui développeront un psoriasis et qui n'ont pas d'antécédents familiaux de la maladie, alors laisser entendre que le psoriasis est héréditaire pourrait être un peu trompeur.

Cependant, il est vrai que les chercheurs ont établi qu'il existe certaines combinaisons et/ou mutations génétiques qui semblent prédisposer toute personne qui en est atteinte au psoriasis.

Actuellement, les chercheurs croient qu'il existe neuf mutations génétiques différentes qui pourraient jouer un rôle dans la prédisposition de certaines personnes au psoriasis. Cependant, il existe une mutation particulière du chromosome 6 connue sous le nom de PSORS-1 (pour la susceptibilité au psoriasis 1) qui semble être la mutation particulière qui joue le rôle le plus important pour décider qui est susceptible d'être atteint ou non de psoriasis.

Selon une étude publiée dans l'American Journal of Human Genetics en 2006, des recherches ont établi que le rôle de cette mutation génétique particulière a été observé chez plus de 2 700 personnes atteintes de psoriasis provenant de près de 680 familles dont l'un ou les deux parents souffraient du psoriasis.

Aujourd'hui, la communauté scientifique et les chercheurs s'entendent pour dire que cette mutation particulière entraîne un comportement différent des lymphocytes T, d'où le lien avec le psoriasis.

Mais c'est aussi le fait que cette mutation génétique particulière ne signifie pas nécessairement qu'un individu est certain du psoriasis. En fait, la même étude de James T. Elder, M.D., Ph.D., suggère que pour chaque personne atteinte du gène PSORS-1 qui développe le psoriasis, il y aura 10 autres personnes portant exactement le même gène qui ne développent pas cette maladie.

D'autre part, il faut également noter que bon nombre des mutations que l'on croit prédisposer une personne au psoriasis peuvent également avoir un lien avec d'autres affections à médiation immunitaire, comme le diabète de type 1 ou la polyarthrite rhumatoïde. Par conséquent, même si certaines personnes qui présentent une mutation génétique particulière peuvent être plus sujettes au psoriasis, il est possible qu'au lieu d'avoir le psoriasis, elles soient atteintes de diabète ou de polyarthrite rhumatoïde.

En fait, alors que le risque de développer un psoriasis augmente si l'un ou les deux parents en souffrent également, les risques de développer d'autres maladies à médiation immunitaire, en particulier la maladie de Crohn ou le diabète, augmentent dans la même situation.

De tout cela, il peut être naturel de supposer qu'avoir des antécédents familiaux de psoriasis signifie probablement que vous développerez vous-même le psoriasis, mais dans de nombreux cas, cela ne se produit tout simplement pas.

Par conséquent, nous devrions nous demander pourquoi (ou non) cela se produit-il ?

Pourquoi les gens souffrent-ils de psoriasis ?

Puisque certaines personnes sont prédisposées au psoriasis en raison de leur bagage génétique, pourquoi toutes les personnes atteintes de ce bagage génétique en particulier ne souffrent-elles pas ? Sinon, comment se fait-il que certaines personnes ayant exactement le même bagage génétique " favorable au psoriasis " se retrouvent avec le diabète de type 1 au lieu du psoriasis ?

La réponse semble être qu'il doit y avoir une sorte de déclencheur pour que le système immunitaire d'une personne atteinte de psoriasis commence à créer des cellules cutanées à un rythme tellement accéléré qu'elles souffrent d'une poussée de lésions cutanées.

De nombreuses formes différentes

de déclencheurs ont été signalées et suggérées, telles que :

- Éraflures, coupures et autres blessures de la peau ;
- augmentation du stress émotionnel ou de l'anxiété
- Temps froid, humide ou nuageux ;
- Streptocoque ou autres infections, y compris quelque chose d'aussi basique et simple qu'un mal de gorge ;
- Coup de soleil.

De plus, on croit aussi que certains médicaments peuvent causer le psoriasis, surtout chez ceux qui sont déjà génétiquement prédisposés à la maladie.

Cette catégorie comprend une grande variété de médicaments allant des médicaments courants ou de jardin, des remèdes maison courants comme l'aspirine aux bêta-bloquants (médicaments utilisés pour combattre l'hypertension artérielle et certains problèmes cardiaques), aux médicaments antipaludiques et au lithium.

Les dermatologues ont rapporté qu'ils ont vu le psoriasis se développer soudainement chez des personnes qui n'avaient jamais eu de problèmes ou de lésions cutanées dans un laps de temps très court après avoir commencé un de ces médicaments ou après avoir eu (par exemple) un mal de gorge ou un coup de soleil.

Essentiellement, bien qu'il semble que les personnes qui ont déjà une prédisposition génétique au psoriasis soient plus susceptibles de développer la maladie que celles qui n'en ont pas, chaque personne semble être différente.

Bien que presque toutes les personnes atteintes de psoriasis aient vu leur condition commencer à cause d'un déclencheur, tout le monde n'entre pas dans la même catégorie.

Pour un nombre relativement restreint de personnes, le psoriasis semble presque surgir de nulle part, probablement parce qu'il y a eu un déclencheur dans leur vie (par exemple, un événement relativement mineur mais néanmoins stressant à l'époque) qu'elles ont oublié depuis longtemps.

Ce qui déclenche le psoriasis varie et varie d'une personne à l'autre. De plus, même une combinaison de PSORS-1 et d'un déclencheur ou même de plusieurs déclencheurs ne signifie pas nécessairement que le psoriasis est le résultat inévitable.

➤ *Le développement du psoriasis*

De façon générale, le psoriasis se développe d'abord chez des personnes relativement jeunes, souvent à l'adolescence ou au début de l'âge adulte. Cependant, il n'est pas inconnu que le psoriasis se manifeste chez des enfants beaucoup plus jeunes, et il n'est pas impossible qu'il se développe plus tard dans la vie.

Et comme nous l'avons déjà dit, comme le psoriasis est une maladie chronique, c'est quelque chose que l'on porte sur soi pour le reste de sa vie.

Cependant, cela ne signifie pas pour autant que le psoriasis est une constante. En fait, pour la plupart des patients, il s'agit d'une affection dont la gravité variera tout au long de leur vie en fonction des facteurs liés au mode de vie à un moment donné.

Par exemple, il est très fréquent qu'une personne atteinte de psoriasis connaisse les poussées les plus graves aux moments les plus stressants, alors que l'inverse est également vrai, de sorte que son psoriasis visible disparaît presque totalement aux moments où elle est le plus détendue.

Il en va de même lorsqu'une infection peut déclencher une crise, alors que parfois, lorsque les infections ne sont pas un problème, la gravité du psoriasis risque de diminuer.

Lorsque vous comprenez le lien entre votre système immunitaire et la prévalence du psoriasis, cette notion d'être " attaqué " à son point le plus bas a beaucoup de sens.

À ce moment-là, votre système immunitaire est à son plus faible - lorsque vous êtes anxieux ou stressé - ou à son plus fort, travaillant des heures supplémentaires pour produire des lymphocytes T afin de combattre les infections ou de guérir les plaies. Dans les deux cas, le facteur crucial est que votre système immunitaire est déséquilibré et que, par conséquent, votre nombre de lymphocytes T est également hors de contrôle, d'où une vulnérabilité à l'apparition de blessures plus graves.

Qualité de vie et psoriasis

Comme nous l'avons déjà mentionné, il existe cinq types de psoriasis, dont la gravité varie de légère à grave. Cependant, peu importe le type de psoriasis dont vous souffrez ou le degré de gravité, il est un fait que toute personne atteinte de psoriasis peut constater que sa qualité de vie est affectée par sa maladie.

Pour de nombreuses personnes, même celles qui souffrent de psoriasis très léger, l'anxiété, le stress, la solitude, le manque d'estime de soi et le manque de confiance sont des facteurs constants dans leur vie quotidienne. Comme il y a peu de différence entre la prévalence du psoriasis chez les hommes et chez les femmes, il est très facile pour les personnes des deux sexes de sentir que leur condition les rend peu attrayantes et peu populaires.

Comme la plupart des gens développent le psoriasis à l'adolescence et au début de la vingtaine, il est particulièrement cruel que la maladie se développe à un moment où la plupart des gens veulent être plus attirants pour le sexe opposé. Par conséquent, bien qu'il soit tout à fait possible que la condition ne soit pas physiquement nocive de quelque façon que ce soit, il est parfaitement possible qu'elle puisse être extrêmement nocive d'un point de vue psychologique.

Ceci est confirmé par une étude qui suggère que les pensées suicidaires sont trois fois plus fréquentes chez les personnes atteintes de psoriasis que dans un groupe témoin directement comparable de personnes qui ne souffrent pas de la maladie.

La honte est une autre réaction émotionnelle extrêmement courante que la plupart des personnes atteintes de psoriasis reconnaissent. Pour parler franchement, ce n'est tout simplement pas agréable si vous reconnaissez que vous avez la peau écailleuse et que d'autres personnes se sentent mal à l'aise ou même repoussées par votre état.

Par exemple, de nombreuses personnes souffrant de psoriasis souffrent également de psoriasis sur le cuir chevelu, ce qui signifie que la plupart des gens supposent probablement que vous avez des pellicules extrêmement mauvaises. C'est déjà assez grave dans la vie de tous les jours, mais ça empire considérablement si vous devez aller chez le coiffeur.

Et, bien que le psoriasis ne soit pas contagieux et, par conséquent, qu'il ne soit pas possible pour quiconque de l'"attraper" d'une personne atteinte, le reste du monde qui ne souffre pas de psoriasis n'en est pas toujours conscient. Par conséquent, la plupart des personnes atteintes de psoriasis signalent des situations dans lesquelles d'autres personnes semblent hésiter à se serrer la main ou à établir un contact peau à peau.

De plus, des études ont indiqué que les personnes atteintes de psoriasis trouvent souvent que la vie devient de plus en plus frustrante en raison de leur maladie. En effet, le psoriasis limite souvent leur capacité de faire ce qu'ils faisaient avant le début de leur maladie, ce qui rend parfois difficile, voire impossible, l'exécution des tâches de base requises dans le cadre de leur routine professionnelle normale.

En conséquence, la National Psoriasis Foundation a rapporté que les personnes atteintes de psoriasis perdent jusqu'à 56 millions d'heures de travail chaque année en raison de leur maladie. De plus, la même organisation a signalé que plus du quart des personnes atteintes de psoriasis avaient jugé nécessaire d'interrompre ou de modifier leurs activités quotidiennes normales en raison du psoriasis dans une étude menée en 2002.

En plus de tous ces facteurs psychologiques et émotionnels, le psoriasis comporte, bien sûr, de nombreux désavantages physiques.

Les démangeaisons plus ou moins importantes sont courantes chez presque toutes les personnes atteintes de psoriasis, et la peau craquelée et saignante est également extrêmement fréquente. Pour de nombreuses personnes atteintes de psoriasis, la douleur est une constante quotidienne et certains aspects de la maladie, comme le psoriasis des ongles, peuvent être très douloureux.

Traitements médicaux pour le psoriasis

Comme nous l'avons mentionné précédemment, il n'existe actuellement aucun remède reconnu contre le psoriasis.

Cependant, il existe de nombreuses formes de traitement qui seront plus ou moins efficaces selon le type de psoriasis dont vous souffrez et la gravité de votre condition. Par conséquent, il n'existe aucune forme de traitement utilisé ou recommandé comme traitement médical "complet" du psoriasis.

Maintenant, avant de passer à l'étape du traitement, la première chose à faire est d'établir que l'affection cutanée dont vous souffrez est, en fait, une forme de psoriasis ou une autre. Cela n'est pas possible par vous-même, vous devrez donc consulter un dermatologue ou un autre médecin reconnu pour obtenir un diagnostic professionnel de votre condition.

Une fois que la condition dont vous avez été confirmé comme psoriasis, il est probable que le dermatologue recommandera un type particulier de traitement, la sélection en fonction d'un certain nombre de facteurs tels que :

✓ Le type spécifique de psoriasis dont vous avez reçu le diagnostic ;

✓ La gravité de l'affection, souvent mesurée par le pourcentage de peau affectée ;

✓ Votre âge, vos antécédents médicaux et votre état de santé général ;

✓ La localisation des lésions psoriasiques et

✓ Les effets généraux que votre état semble avoir sur votre bien-être physique et émotionnel.

Une fois que les réponses à toutes ces

questions auront été établies, votre dermatologue sera en mesure de vous recommander un type de traitement particulier. Et encore une fois, ces méthodes de traitement peuvent être divisées en plusieurs catégories différentes :

✓ Si votre psoriasis est léger à modéré, des traitements topiques, des crèmes ou des lotions qui peuvent être appliquées sur la région affectée peuvent être recommandés ;

✓ Les traitements systématiques, administrés par voie orale ou injectée peuvent être l'option recommandée si le psoriasis est plus grave ou si

✓ Dans certains cas, la photothérapie (c.-à-d. le traitement par l'application de lumière sur les zones touchées) ou la thérapie au laser peut être recommandée.

Examinons chacun de ces différents

types de traitement pour voir comment ils fonctionnent, dans quelle mesure ils peuvent être efficaces et s'il y a des dangers ou des effets secondaires potentiels dont vous pourriez devoir être conscient.

> ### *Traitements topiques pour le psoriasis*

Il existe plusieurs types de traitements topiques pour le psoriasis, dont certains sont potentiellement plus dangereux que d'autres. Les principaux traitements que vous pouvez trouver ou recommander à votre dermatologue ou à un autre professionnel de la santé sont les suivants.

*Anthraline : L'*anthraline est un substitut synthétique à une substance naturelle connue sous le nom de chrysarobine, extraite à l'origine de l'écorce de l'arbre araroba, le plus commun en Amérique du Sud.

La substance naturelle d'origine a été

utilisée pour traiter le psoriasis pendant au moins 100 ans, et tant la substance d'origine que le substitut synthétique se sont avérés très efficaces pour traiter les plaques couramment associées au psoriasis vulgaire.

On croit que l'antraline agit sur les lésions psoriasiques en normalisant le taux de croissance des cellules cutanées et en réduisant graduellement l'accumulation de plaques individuelles pour minimiser l'inflammation.

Bien que l'antraline ne soit pas aussi efficace que les stéroïdes topiques, elle n'a pas non plus les effets secondaires à long terme connus. Cependant, elle peut causer une irritation cutanée et il n'est pas rare que l'anthraline laisse des taches permanentes sur presque tout ce qu'elle touche, y compris les vêtements et même les meubles de salle de bain.

Crème ou onguent de goudron de houille : Comme son nom l'indique très probablement, le goudron de houille est un lignite épais qui est extrait comme sous-produit de la carbonisation du charbon. C'est un produit qui a une forte odeur que beaucoup de gens trouvent désagréable ou désagréable, mais c'est aussi l'un des plus anciens traitements connus pour le psoriasis, et dans de nombreuses situations, il est très efficace pour traiter le psoriasis modéré à léger.

Il existe de nombreuses préparations différentes pour le psoriasis au goudron de houille, dont certaines peuvent être achetées sans ordonnance à la pharmacie locale. Ces différentes formulations sont utilisées pour traiter l'inflammation, les desquamations et les démangeaisons, et peuvent se présenter sous forme de crèmes appliquées directement sur la zone affectée, de shampooing (le goudron de houille est efficace pour le psoriasis du cuir chevelu) et même dans une solution qui est ajoutée à l'eau du bain qui semble retarder le développement des nouvelles lésions.

Le principal avantage du goudron de houille dans le traitement du psoriasis est que, comme les matériaux de base sont bon marché et abondants, le traitement lui-même n'est généralement pas coûteux. D'autre part, beaucoup de gens trouvent l'odeur du goudron de houille répugnante, et à cause de sa coloration sombre, il a tendance à tacher tout ce qu'il touche.

De plus, certaines personnes atteintes de psoriasis trouvent que l'utilisation de goudron de houille sur une longue période de temps peut causer une irritation cutanée désagréable, ce qui est la dernière chose dont une personne souffrant de démangeaisons naturelles a besoin.

Tazarotène : Le tazarotène est un dérivé de la vitamine A fabriqué par l'homme qui est couramment prescrit pour différents types d'affections cutanées, notamment le psoriasis, les coups de soleil et l'acné. Il est généralement utilisé pour traiter le psoriasis vulgaire léger à modéré, alors qu'il a également été utilisé pour traiter le psoriasis des ongles avec un certain degré de succès.

Le tazarotène cause souvent une irritation locale de la peau lorsqu'il est appliqué, et on sait qu'il est plus efficace lorsqu'il est utilisé conjointement avec des corticostéroïdes topiques.

Il agit en normalisant l'activité de production des cellules de la peau et est connu pour être efficace dans les zones plus difficiles à traiter du corps, comme les genoux et les coudes.

Cependant, en plus de l'irritation cutanée connue, d'autres dérivés similaires de la vitamine A sont connus pour avoir été impliqués dans des malformations congénitales lorsqu'ils sont pris systématiquement. Bien que l'application topique d'une substance de ce type soit beaucoup moins dangereuse que l'ingestion systématique, il est vrai que l'utilisation du tazarotène pendant la grossesse peut ne pas être trop prudente.

Les corticostéroïdes : Les traitements topiques les plus puissants et les plus efficaces pour le psoriasis sont sans aucun doute les corticostéroïdes, mais c'est aussi le traitement qui comporte le plus grand risque d'effets secondaires indésirables à long terme. Cependant, en raison de leur efficacité à réduire l'inflammation et les démangeaisons tout en ralentissant la croissance des cellules de la peau, les corticostéroïdes sont probablement le traitement topique le plus souvent prescrit pour le psoriasis.

Les corticostéroïdes sont offerts en plusieurs concentrations différentes, allant de relativement légères à extrêmement fortes, mais l'utilisation prolongée de ces substances pourrait avoir des effets secondaires indésirables notables. Par exemple, les corticostéroïdes sont reconnus pour causer l'amincissement de la peau, l'excès de poils, la dilatation des vaisseaux sanguins et peuvent entraîner des infections qui envahissent également l'organisme (souvent dues à l'amincissement de la peau).

De plus, on croit qu'ils peuvent inhiber la croissance des enfants et que leur utilisation à long terme les rend de moins en moins efficaces, sans prévenir les effets secondaires indésirables.

En fin de compte, l'utilisation de crèmes, de potions ou de lotions corticostéroïdes pour traiter le psoriasis pourrait entraîner beaucoup plus de problèmes qu'elle n'en résout, et c'est donc quelque chose que vous voulez éviter de faire si possible.

➢ *Traitements systématiques du psoriasis*

Pour le psoriasis modéré à léger, les traitements topiques sont habituellement la première solution recommandée par un dermatologue ou un médecin. Cependant, dans une situation où l'état est considéré comme plus grave, ils sont probablement plus susceptibles de recommander une certaine forme de traitement de routine.

Comme les traitements de routine ne sont souvent prescrits que pour le psoriasis grave et sévère, il s'ensuit que les médicaments utilisés sont beaucoup plus puissants. Par conséquent, les effets secondaires possibles sont également beaucoup plus dangereux.

Acitrétine : *L'*acitrétine est un puissant dérivé de la vitamine A (un rétinoïde) pris par voie orale sous surveillance médicale. Ce traitement systématique particulier s'est révélé efficace dans le traitement du psoriasis érythrodermique et du psoriasis pustuleux et fonctionne particulièrement bien en association avec la photothérapie.

Cependant, les effets secondaires peuvent être très désagréables ou dangereux, c'est pourquoi une attention médicale et une supervision constante sont absolument nécessaires. Les effets secondaires possibles comprennent des maux de tête sévères, une augmentation des taux de lipides sanguins, la perte de cheveux, une peau sèche ou moite et des douleurs articulaires.

Cyclosporine : La cyclosporine est un médicament immunosuppresseur très puissant qui est efficace dans le traitement du psoriasis en plaques sévère et du psoriasis des ongles. Bien qu'il s'agisse d'un traitement très puissant et efficace, il est généralement réservé aux patients pour lesquels d'autres formes de traitement du psoriasis n'ont pas fonctionné en raison de la possibilité d'effets secondaires indésirables graves, notamment des lésions rénales irréparables.

Méthotrexate : Le méthotrexate a été l'un des premiers médicaments chimiothérapeutiques couramment utilisés pour traiter le psoriasis modéré à grave. Bien qu'extrêmement efficace, il s'agit d'un autre traitement systématique qui doit être surveillé de près en raison de la possibilité de lésions hépatiques graves et durables.

Comme vous l'avez probablement déjà compris, tous les traitements de routine du psoriasis qui sont couramment utilisés pour traiter le psoriasis modéré à modéré sont des médicaments très puissants. Il n'est donc pas surprenant qu'ils aient tous des effets secondaires potentiellement graves et ne puissent être utilisés que sous surveillance médicale stricte.

Étant donné le danger évident inhérent à la prise de tels traitements systématiques contre le psoriasis, il est évident qu'il est logique de rechercher des alternatives naturelles dans la mesure du possible.

> ***Photothérapie et traitement au laser pour le psoriasis***

Certains des traitements déjà mentionnés (par exemple, l'acétritine) sont encore plus efficaces lorsqu'ils sont combinés à la photothérapie, qui est généralement l'application de la lumière ultraviolette ou l'utilisation d'un laser.

Quant à l'utilisation de la lumière ultraviolette pour traiter le psoriasis, il est possible de suivre un traitement à la lumière ultraviolette A ou à la lumière ultraviolette B, et bien que les deux fonctionnent de façon très similaire, il existe certaines différences.

Dans les deux cas, la lumière ultraviolette est appliquée sur la zone de la lésion pendant un certain temps, et dans les deux cas, le traitement est très efficace. Cependant, du côté négatif, les deux formes de traitement UV nécessitent de nombreuses visites à la clinique ou à l'hôpital sur une certaine période de temps, et ont aussi leur côté négatif.

Dans le cas d'un traitement UVA, il y a un risque accru de taches de rousseur, de vieillissement et même de cancer de la peau dans le cas d'un patient ayant subi une exposition prolongée à la lumière UVA. En outre, les effets secondaires peuvent inclure des nausées, des maux de tête, des brûlures ou des démangeaisons de la peau, une pigmentation irrégulière de la peau et une fatigue générale.

En ce qui concerne le traitement par UVB, il est plus probable que le patient devra subir d'autres traitements, car bien que la photothérapie soit efficace pour éliminer les lésions, elle tend à le faire de façon moins permanente. Et, une fois de plus, l'exposition à long terme aux rayons UVB augmente le risque de cancer de la peau.

D'autre part, la thérapie au laser est beaucoup plus puissante que n'importe quel traitement à la lumière ultraviolette, mais en même temps, elle est aussi beaucoup plus ciblée. C'est un avantage de l'utilisation de la lumière laser pour réduire ou éliminer les blessures, mais cela signifie aussi que seule une partie relativement petite du corps peut être traitée à un moment donné.

De plus, le traitement peut parfois être douloureux, mais il peut aussi causer un assombrissement irrégulier de la peau et des cicatrices.

Encore une fois, bien que la photothérapie et le traitement au laser soient très efficaces, tous deux présentent des inconvénients importants. Par conséquent, vous devriez considérer les solutions naturelles que je proposerai dans les deux prochains chapitres avant de subir des médicaments ou des traitements pharmaceutiques potentiellement nocifs qui pourraient causer des complications.

Cependant, vous devez également comprendre qu'il peut y avoir des situations où votre psoriasis ne peut pas être traité avec des méthodes entièrement naturelles, principalement parce que les traitements naturels sont presque toujours beaucoup plus doux et moins invasifs que les produits pharmaceutiques à base de produits chimiques plus puissants.

Cependant, à moins que votre psoriasis ne soit classé comme grave ou sévère, il est logique d'envisager l'utilisation de formes naturelles de traitement avant d'envisager l'utilisation de produits chimiques puissants dans ou sur votre corps.

Ce n'est qu'après avoir expérimenté des solutions naturelles et découvert qu'elles ne peuvent rien faire pour vous que vous devriez vous tourner vers les médicaments chimiques que votre médecin assistant ou votre dermatologue recommandera certainement.

Les meilleurs traitements naturels

Comme la science médicale n'a pas encore réussi à trouver un remède contre le psoriasis, il devrait être évident que la nature, malheureusement, n'a pas non plus été en mesure de fournir une guérison complète.

Cependant, il existe de nombreux traitements naturels qui peuvent s'avérer efficaces pour différentes personnes à différents moments pour soulager, réduire ou éliminer les plaques et les lésions qui sont l'indication externe la plus courante du psoriasis.

Malheureusement, il est presque impossible de savoir exactement ce qui sera efficace pour une personne en particulier, de sorte que, dans une large mesure, trouver ce qui fonctionne pour vous est susceptible d'être un processus d'essais et d'erreurs. Cela dit, il existe de nombreuses options que vous pouvez essayer de voir si elles atténuent ou calment votre état, de sorte que toutes les alternatives suivantes méritent d'être considérées.

➤ *Acupuncture pour le psoriasis*

Basé sur les pratiques médicales de la Chine antique, l'acupuncture est un système de traitement de la douleur et des maladies par l'application d'aiguilles sur certaines parties du corps. Cependant, ces aiguilles ne sont généralement pas insérées dans le corps au point où la plainte ou le problème est le plus évident, car la pensée derrière l'acupuncture est que le corps contient un réseau de "routes" le long desquelles les signaux voyagent.

Par conséquent, il est plus fréquent que les aiguilles d'acupuncture soient insérées dans la "route" à un point du corps éloigné du lieu de la plainte afin de détourner les signaux vers des endroits où ils sont censés aller, ou loin des endroits où ils ne sont pas.

Cependant, bien que l'acupuncture soit utilisée depuis des siècles pour traiter un large éventail d'affections et de conditions médicales, elle n'a jamais été reconnue comme traitement du psoriasis en Chine, principalement parce que dans la plupart des pays asiatiques, le psoriasis est une maladie extrêmement rare (par contre, il est plus courant en Scandinavie).

Cependant, les praticiens occidentaux de l'acupuncture croient que l'acupuncture peut être un traitement très efficace pour le psoriasis, bien qu'il existe peu de preuves cliniques à l'appui de ces allégations et ce qui est efficace pour traiter le psoriasis d'une personne varie considérablement de ce qui fonctionne mieux pour une autre personne.

Bien qu'il faille quelques séances

d'acupuncture avant d'obtenir des résultats positifs et visibles, l'"avantage" du traitement par l'acupuncture est qu'il n'y a aucun effet secondaire possible. De plus, même si vous avez peur des aiguilles, il y a beaucoup d'acupuncteurs qui utilisent maintenant l'application de courants électriques en utilisant des sondes au lieu d'aiguilles qui sont probablement aussi efficaces que l'acupuncteur traditionnel qui manipule les aiguilles.

➢ *Tu es ce que tu manges*

Bien que le titre soit un peu cliché, il n'en est pas moins vrai que chaque être humain sur la surface de la Terre est composé de tout ce qu'il a mangé ou bu au cours de sa vie. Par conséquent, il s'ensuit que tout comme le psoriasis fait partie intégrante de votre corps, il en va de même pour votre alimentation. Il n'est donc pas absurde de supposer que l'une a un effet sur l'autre.

Essayer d'adopter un régime alimentaire qui aide à maîtriser le psoriasis consiste à maintenir un régime alimentaire équilibré qui contribue au bien-être général, tout en évitant les aliments qui pourraient aggraver la situation.

Par exemple, selon la prestigieuse dermatologue Janet Prystowsky, de nombreuses études appuient l'idée que le psoriasis a tendance à causer certaines carences alimentaires chez les personnes qui en souffrent.

Par conséquent, toute personne atteinte de psoriasis devrait se concentrer sur le remplacement de ces nutriments manquants en ajoutant des protéines et du folate (provenant de légumes à feuilles vertes) à son alimentation. De plus, boire plus d'eau et de fer n'aidera pas nécessairement à éliminer le psoriasis, mais cela améliorera votre bien-être général, ce qui est important, car plus vous êtes fort, moins vous êtes susceptible de connaître des poussées de lésions psoriasiques.

Bien que ce ne soit probablement pas une surprise, de nombreuses études ont indiqué qu'une alimentation équilibrée et faible en gras peut aider à prévenir de nombreux problèmes médicaux graves comme les accidents vasculaires cérébraux, les maladies cardiaques et le cancer. Ce qui est peut-être moins connu, c'est que certains médecins ont remarqué que la peau des personnes atteintes de psoriasis s'améliore souvent lorsqu'elles suivent un régime bien contrôlé pour perdre du poids, alors que celles qui prennent du poids verront probablement une augmentation des poussées de psoriasis.

Encore une fois, il y a beaucoup de bon sens là-dedans, parce que nous avons déjà établi que le stress et l'anxiété peuvent augmenter les poussées de psoriasis, alors que l'inverse est également vrai. En partant de l'hypothèse qu'une personne qui suit un régime alimentaire bien contrôlé pour perdre du poids perd volontairement du poids, il s'ensuit naturellement qu'elle est plus heureuse puisqu'elle perd du poids, ce qui pourrait avoir une incidence sur son amélioration.

La National Psoriasis Foundation suggère qu'elle a reçu de nombreux rapports de ses membres indiquant que l'élimination ou du moins la réduction de certains aliments de leur alimentation a entraîné des améliorations importantes de la peau. Les aliments ou ingrédients à éviter comprennent la caféine, l'alcool, la farine blanche, le sucre purifié et tous les produits contenant du gluten.

D'autres conseils pour un régime qui n'encourage pas les poussées de psoriasis incluent :

✓ Ne mangez que des aliments faciles à digérer et évitez les aliments trop épicés ;

✓ N'ajoutez pas trop d'aliments salés, acides ou acides à votre alimentation ;

✓ L'ajout de plus de fruits et de légumes dans l'alimentation est toujours bon pour la santé en général, mais la courge amère, les légumes cuits à la vapeur et la citrouille sont considérés comme particulièrement bons pour une alimentation "favorable au psoriasis" ;

✓ Évitez trop de graisse animale et d'oeufs ;

✓ Consommez beaucoup de poissons gras riches en acides gras oméga-3 ou prenez des suppléments d'huile de foie de morue, de lécithine ou d'huile de lin.

Autres traitements naturels contre le psoriasis

L'avoine : *Ce* n'est pas un hasard s'il existe tant de produits de soins de la peau sur le marché qui utilisent l'avoine comme l'un de leurs principaux composants, car l'extrait d'avoine est utilisé depuis des siècles comme agent apaisant topique pour contrôler et apaiser les démangeaisons ou la peau irritée. Il existe de nombreuses façons d'utiliser l'avoine pour profiter de ses qualités calmantes et calmantes :

✓ Buvez 1 tasse de flocons d'avoine et 1/4 tasse de lait en poudre avant de mélanger 2 cuillères à soupe d'huile de noyau d'abricot. Moudre lentement le mélange dans un mélangeur avant de le mettre dans un sac en mousseline ou, à défaut, dans une vieille chaussette. Déposez le sac ou la chaussette dans un bain chaud, puis pressez doucement l'eau du contenu du sac dans les zones affectées de votre peau, car cela libère les ingrédients bénéfiques du mélange pour apaiser votre peau.

✓ Recherchez les lotions pour le corps et les crèmes hydratantes qui utilisent de l'avoine ou un extrait d'avoine comme ingrédient actif principal. Appliquer la crème hydratante en abondance matin et soir, en insistant particulièrement sur les zones affectées de la peau.

✓ Faites un coussin d'avoine en enveloppant le coussin d'avoine dans un sac en tissu, en le trempant dans du babeurre et en l'appliquant sur toute partie de votre peau affectée. Ceci combine deux matériaux (avoine et caillé) qui sont tous les deux considérés comme ayant des effets curatifs, vous devriez donc vous attendre à voir les résultats de cette méthode particulière assez rapidement.

Aloès : Il existe environ 500 espèces différentes d'aloès actuellement connues, mais la plus utilisée et la plus connue est l'aloès. La sécrétion des feuilles de cette plante particulière a longtemps été utilisée comme traitement des brûlures et des dommages mineurs à la peau, mais en 1996, une étude publiée dans la revue Tropical Medicine and International Health a suggéré pour la première fois que l'aloe vera pourrait également être très efficace dans le traitement du psoriasis.

Au cours de cette étude, menée sur une période de 16 semaines, il a été établi que l'utilisation d'une crème contenant de l'aloe vera indiquait une clairance significative des lésions psoriasiques chez 25 des 30 sujets testés, comparativement à seulement 2 sujets dans le groupe témoin. D'autre part, il faut dire qu'une étude plus récente suggère que l'utilisation de l'aloe vera commercial peut ne pas être aussi efficace que suggéré, mais comme il n'y a aucune probabilité d'effets secondaires indésirables de l'application d'aloe vera à vos plaques, il est certainement quelque chose qui vaut la peine d'essayer comme un traitement local du psoriasis et arthrite psoriasique.

Une façon alternative ou supplémentaire d'utiliser l'aloe vera pour aider à lutter contre le psoriasis est de boire le jus de la plante. Bien que certains partisans de l'aloe vera recommandent de cultiver vos propres plantes à partir desquelles vous pouvez vous attendre à ce jus, ils sont notoirement difficiles à cultiver avec succès, il est donc probablement préférable d'acheter du jus préparé pour boire.

Les avantages d'une telle approche sont nombreux et bon nombre d'entre eux sont directement applicables aux personnes atteintes de psoriasis ou d'arthrite psoriasique. Par exemple, pour la personne souffrant d'arthrite, l'aloe vera est connu pour contenir 12 substances entièrement naturelles qui ont été montrées pour contrer l'inflammation sans aucun effet secondaire défavorable.

De plus, le jus d'aloe vera contient de nombreuses vitamines et nutriments essentiels qui contribueront à votre bien-être général, en plus d'aider votre peau à se régénérer et à se réparer dans les plus brefs délais possibles.

Vinaigre de cidre de pomme : Encore une fois, selon la National Psoriasis Foundation, de nombreux membres signalent que l'utilisation du vinaigre de cidre de pomme a entraîné une amélioration significative de leur psoriasis. Ces membres suggèrent d'ajouter du vinaigre à votre bain, de l'appliquer directement sur les ongles psoriasiques, et même de l'appliquer directement sur les zones affectées de la peau à l'aide de boules ou de cotons-tiges.

Alternativement, vous pouvez essayer d'attaquer votre psoriasis et/ou votre arthrite psoriasique à l'interne en ajoutant du vinaigre de cidre de pomme à votre alimentation. Bien que beaucoup de gens trouveraient difficile de boire du vinaigre de cidre de pomme pur - il est très acide ou amer - il peut être ajouté à de l'eau chaude avec du miel pour sucrer la potion avant de le boire. Faites-le au moins deux fois par jour et vous attaquerez votre problème lié au psoriasis de l'intérieur de la façon la plus efficace possible.

L'efficacité du vinaigre de cidre de pomme ne devrait pas être particulièrement surprenante, car le vinaigre a été utilisé tout au long de l'histoire comme solution curative, et les bienfaits médicinaux du vinaigre de cidre de pomme sont bien connus depuis longtemps.

Capsaïcine : Dérivée du piment de Cayenne, la capsaïcine appliquée sur la peau a démontré dans certaines études qu'elle réduit la rougeur, minimise l'écaillement et élimine également les démangeaisons. On pense que cela se produit parce que la capsaïcine perturbe l'activité d'une molécule qui affecte la façon dont le cerveau reconnaît les démangeaisons et la douleur connues sous le nom de substance P.

C'est pour cette raison que de nombreux produits en vente libre pour le soulagement de la douleur arthritique contiennent de la capsaïcine, et certainement dans plusieurs essais avec différents groupes de personnes souffrant de psoriasis, une application topique de 0,025% de crème sur les zones cutanées affectées réduit définitivement la desquamation, la rougeur et les démangeaisons.

Du côté négatif, certaines personnes ont signalé une sensation de brûlure de courte durée, mais si vous êtes prêt à prendre le risque que cela vous arrive, alors l'application d'une solution de capsaïcine très faible à vos blessures pourrait vous apporter un soulagement très recherché.

Huile d'arbre à thé : L'huile d'arbre à thé est extraite de l'arbre Melaleuca Alternifolia, originaire d'Australie, et est utilisée en chirurgie et en dentisterie depuis presque 100 ans. L'huile d'arbre à thé est largement connue pour ses qualités antiseptiques et antibactériennes, et a traditionnellement été utilisée pour les maux de tête, maux de dents, rhumes, rhumatismes, douleurs musculaires et affections cutanées.

Cependant, il serait très imprudent de traiter les maux de dents avec de l'huile d'arbre à thé car elle est toxique si elle est ingérée. En outre, il n'a pas été établi à quel niveau ou concentration d'huile d'arbre à thé est le plus efficace, donc si vous décidez de l'utiliser, vous devriez le faire avec un certain degré de prudence.

L'huile d'arbre à thé n'est pas seulement désinfectante et apaisante, elle a aussi la capacité de pénétrer profondément sous la peau, bien en dessous du niveau supérieur de l'épiderme. Ceci est particulièrement important pour une personne atteinte de psoriasis, car cela signifie que les propriétés antifongiques, désinfectantes et cicatrisantes de l'huile pénètrent profondément dans la peau, aidant à réguler la production des plaques psoriasiques dans les premiers stades.

Bien qu'il soit extrêmement improbable que vous souffriez de dommages réels causés par l'huile d'arbre à thé, vous devriez cesser de l'utiliser si vous ressentez un inconfort dans votre peau.

Chardon-Marie : Il a été démontré que le chardon-Marie inhibe la production des lymphocytes T ; bien qu'aucun test spécifique n'ait été effectué sur l'efficacité du chardon-Marie dans le traitement du psoriasis, le fait qu'il puisse arrêter la croissance des cellules qui en sont la cause suggère qu'il est utile d'essayer. Vous pouvez acheter les produits à base de chardon-Marie au magasin de produits de santé ou à la pharmacie sous forme liquide ou en comprimés, et il n'y a pas d'effets secondaires indésirables autres que des troubles gastro-intestinaux mineurs lorsque vous commencez à prendre le supplément pour la première fois.

Huile d'origan : L'origan est une épice couramment utilisée en cuisine qui possède des qualités antibactériennes et antifongiques qui peuvent être utiles pour combattre certaines des infections associées au psoriasis. L'origan peut être ingéré sans danger sous presque n'importe quelle forme, et de nombreuses personnes affirment que la prise d'une " dose " quotidienne d'origan a considérablement aidé à maîtriser leur psoriasis.

Curcuma : Le curcuma est un ingrédient populaire dans le curry indien, et bien que vous puissiez racheter cette épice comme complément alimentaire, il est plus facile et beaucoup moins cher de mélanger l'épice dans votre repas (pas besoin de plus d'une cuillère à café). Il a été démontré que le curcuma aide à réduire l'inflammation dans toutes les parties du corps, y compris la peau, ainsi qu'à soulager la douleur et l'enflure associées à l'arthrite.

Cartilage de requin : Des études menées ces dernières années indiquent que l'extrait de cartilage de requin peut aider à retarder la formation de nouvelles cellules sanguines et cutanées, qui jouent un rôle important dans le développement et la croissance des lésions du psoriasis. Le cartilage de requin est également considéré comme ayant des propriétés anti-inflammatoires très efficaces.

Une forme particulière de cartilage de requin AE-941 (connu sous le nom de marque Neovastat) s'est révélée très prometteuse pour le traitement du psoriasis, mais son utilisation générale n'est pas encore largement approuvée, car les effets à long terme de son utilisation sont inconnus et, à court terme, on a observé qu'il provoquait nausée et vomissements.

Arthrite psoriasique

Une autre complication dont souffrent jusqu'à 30 % des personnes atteintes de psoriasis est une affection connue sous le nom d'arthrite psoriasique.

Quel que soit le type de psoriasis dont vous souffrez ou le degré de gravité de la maladie, il est toujours possible de développer une arthrite psoriasique, une affection qui dure toute la vie et qui cause de la douleur et de la raideur dans l'articulation, accompagnée d'une détérioration progressive.

Les signes que vous souffrez peut-être d'arthrite psoriasique sont les suivants :

✓ Lésions cutanées psoriasiques rouges et enflammées autour de la zone articulaire ;

✓ Douleur et gonflement dans les articulations qui est pire le matin ou après une période de repos ;

✓ irrégularités des ongles des doigts et des orteils, comme des ongles qui commencent à tomber du lit des ongles, des piqûres, une décoloration orange ou jaune, ou des motifs de crêtes inhabituels

L'arthrite psoriasique se manifeste le plus souvent dans les articulations des doigts et des orteils, mais d'autres articulations osseuses critiques comme les genoux, les coudes, les chevilles et le cou peuvent également être touchées chez certaines personnes. Peu importe les articulations touchées, la zone autour de l'articulation est presque toujours raide et douloureuse, et a souvent tendance à avoir une couleur plus foncée. Vous remarquerez peut-être aussi que la zone touchée est plus chaude au toucher que les zones environnantes non touchées.

La gravité et les symptômes de l'arthrite

psoriasique peuvent varier d'une personne à l'autre. Par exemple, alors que certaines personnes souffriront d'arthrite psoriasique "complète", d'autres ne souffriront que d'une légère raideur articulaire.

De plus, malgré le nom de l'affection, les personnes atteintes de psoriasis ne sont pas les seules à souffrir d'arthrite psoriasique.

Cependant, environ 70 % des personnes qui développent la maladie souffrent déjà de psoriasis. Dans cette situation, des études indiquent que chez la plupart des gens, l'arthrite commencera environ 10 ans après le premier psoriasis, bien que des cas d'arthrite aient été signalés dans les mois suivant le diagnostic initial du psoriasis.

En règle générale, la plupart des personnes atteintes d'arthrite psoriasique verront probablement les premiers signes de la maladie entre l'âge de 30 et 50 ans.

Comme toutes les formes d'arthrite, l'arthrite psoriasique peut être débilitante et paralysante, mais malheureusement, il est extrêmement facile de confondre les premiers signes avant-coureurs de la maladie avec des dizaines d'autres possibilités. Par exemple, il est généralement reconnu que les signes avant-coureurs courants comprennent une douleur latérale au coude (généralement appelée " tennis elbow ") ou une douleur dans les mains ou les pieds.

Évidemment, il est extrêmement facile de conclure que de telles choses peuvent arriver à n'importe qui pour n'importe quelle raison et simplement les ignorer, surtout s'il n'y a aucune plaque reconnaissable visible ou évidente. De même, les douleurs aux épaules, au cou ou au haut du dos peuvent être les premiers signes de l'arthrite psoriasique, mais encore une fois, ces signes précurseurs seraient extrêmement faciles à confondre et, par conséquent, "une seule de ces choses" pourrait être ignorée.

Cependant, une fois que l'arthrite psoriasique commence à apparaître, environ 9 personnes sur 10 qui souffrent commenceront à voir la maladie se manifester par les ongles des mains et des pieds. Dans ce cas, la personne atteinte peut commencer à voir que ses ongles commencent à s'éloigner du lit de l'ongle ou que des marques de morsure et des décolorations deviennent évidentes.

Dès que ces changements physiologiques se produisent, il est très important que toute personne souffrant de psoriasis consulte immédiatement son médecin, car il est possible d'arrêter la détérioration des articulations avec un traitement approprié.

Et bien sûr, il existe des traitements naturels que vous pouvez utiliser pour compenser les pires effets de l'arthrite psoriasique, mais nous y reviendrons un peu plus tard.

Il n'est pas surprenant que la gravité de l'arthrite psoriasique et de ses effets varie d'une personne à l'autre. Cependant, les effets de l'arthrite psoriasique peuvent être extrêmement graves.

Par exemple, selon les statistiques de la National Psoriasis Foundation, environ une personne sur cinq souffrant d'arthrite psoriasique présente des lésions à cinq articulations ou plus dans son corps, ce qui signifie que sa qualité de vie et sa capacité à accomplir les tâches quotidiennes de base sont gravement diminuées.

Et puis, bien sûr, il y a des gens à l'autre extrémité du spectre qui ne souffrent que d'une légère raideur articulaire. Cependant, même pour ces personnes, il faut accepter que la condition peut toujours s'aggraver.

➤ *Causes de l'arthrite psoriasique*

Même chez les personnes qui souffrent

d'arthrite psoriasique et qui n'en souffraient pas auparavant, on croit généralement que la cause principale de l'arthrite psoriasique est remarquablement semblable à celle du psoriasis.

Par exemple, il semble probable que l'arthrite psoriasique soit causée par un défaut du système immunitaire du patient. De plus, il semble probable que les personnes atteintes d'arthrite psoriasique sont souvent génétiquement prédisposées à le faire et ont besoin d'un déclencheur psychologique, émotionnel ou physique pour déclencher l'apparition de l'arthrite exactement de la même façon que pour le psoriasis.

> ### ➤ *Qui peut souffrir d'arthrite psoriasique ?*

Aux États-Unis, on estime qu'environ un million de personnes souffrent d'arthrite psoriasique, et la plupart des personnes qui en ont souffert auparavant, en particulier le psoriasis pustuleux.

Le plus souvent, l'effet de l'arthrite psoriasique se fait sentir chez les personnes qui souffrent déjà de psoriasis et qui ont entre 30 et 50 ans. Cependant, il n'est pas inconnu que même les jeunes enfants souffrent d'arthrite psoriasique.

On sait que les filles de 2 à 4 ans souffrent d'arthrite psoriasique, et le meilleur moment pour que la maladie s'installe chez les garçons de 11 à 12 ans est pour les garçons et les filles. Le plus inquiétant, c'est qu'on sait même que l'arthrite commence avant même l'apparition du psoriasis, bien qu'elle soit extrêmement rare et que la plupart des parents sans antécédents familiaux de psoriasis ne soient pas nécessairement trop préoccupés par ce phénomène.

> ## Diagnostic et reconnaissance des symptômes de l'arthrite psoriasique

L'objectif numéro un de toute personne qui soupçonne qu'elle est susceptible d'être atteinte d'arthrite psoriasique est de savoir comment reconnaître l'apparition de la maladie le plus tôt possible.

Bien sûr, cette affection ne s'appelle pas l'arthrite psoriasique en vain. La plupart des personnes qui souffrent sont celles qui ont déjà souffert de psoriasis, donc ce serait le premier indice qu'elles sont sensibles à la maladie.

Deuxièmement, toute douleur inexpliquée, en particulier autour des articulations, peut vous donner un indice que l'arthrite psoriasique est une "cible" pour vous. La plupart des personnes malades sont dans une certaine tranche d'âge (30-50 ans), alors c'est ici que vous êtes ?

Il est important de comprendre qu'une fois que l'arthrite psoriasique commence à apparaître, la détérioration des articulations et l'augmentation correspondante de la douleur peuvent commencer à s'accélérer très rapidement, alors vous devez faire quelque chose pour arrêter cette accélération.

Comme la plupart des gens qui ont trouvé quelqu'un qui souffre d'arthrite le comprennent probablement, ce n'est pas une condition particulièrement difficile à reconnaître, mais il n'est pas facile de faire la différence entre les différents types d'arthrite si vous n'êtes pas qualifié médicalement. Après tout, combien de personnes non qualifiées pourraient faire la différence entre une personne atteinte de polyarthrite rhumatoïde ou de polyarthrite psoriasique ?

En fin de compte, si vous ne faites rien contre l'arthrite psoriasique, il est tout à fait possible que vous ne puissiez rien y faire en raison de votre état. Par conséquent, il est impératif de consulter un dermatologue ou un autre professionnel de la santé reconnu dès que possible si vous avez des raisons de croire que vous pourriez avoir un problème.

Traitements médicaux de l'arthrite psoriasique

Les objectifs du traitement de l'arthrite psoriasique peuvent être divisés en trois catégories différentes. Ce sont ceux-là :

> ✓ Pour contrôler les symptômes d'abord ;
> ✓ En plus d'inhiber et de contrôler les dommages et déformations articulaires, et enfin
> ✓ Prévenir l'invalidité.

Cependant, chaque personne atteinte d'arthrite psoriasique est différente et, par conséquent, il n'existe pas de traitement médical unique pour résoudre les problèmes de chacun. Pour cette raison, il existe de nombreuses formulations spécifiques différentes de différents médicaments utilisés pour traiter les personnes atteintes d'arthrite psoriasique, mais la plupart de ces médicaments appartiennent à l'une des deux catégories.

Par conséquent, plutôt que de traiter chaque médicament individuellement, il est plus logique d'examiner les deux différentes classes de médicaments pour expliquer pourquoi ils fonctionnent et les effets secondaires indésirables possibles de chacun.

Anti-inflammatoires non stéroïdiens (AINS) : Les AINS sont des médicaments qui aident à soulager la douleur, à soulager la raideur des articulations et à réduire l'enflure trop souvent associée à toute forme d'arthrite. Ces médicaments sont très couramment utilisés par ceux qui souffrent d'arthrite non psoriasique, et peuvent inclure des médicaments à domicile aussi courants que l'aspirine et l'ibuprofène.

De toute évidence, les effets secondaires possibles de l'AINS que vous prenez varient d'un médicament à l'autre, mais ils peuvent comprendre des nausées, des maux de tête, des vomissements, de la diarrhée, un manque d'appétit et des vertiges. Ils peuvent également stimuler la rétention d'eau, ce qui peut favoriser l'œdème et, dans le pire des cas, causer une insuffisance rénale ou hépatique, des ulcères et des hémorragies internes prolongées, surtout après une chirurgie.

Antirhumatismaux modificateurs de la maladie (ARMM) : L'utilisation des ARMM est généralement considérée comme un moyen moins efficace de traiter l'arthrite psoriasique parce que, bien qu'ils ralentissent le développement de l'affection, ils l'arrêtent très rarement ou l'inversent complètement. De plus, étant donné que, dans de nombreux cas, il faut de six à huit mois pour que le médicament en question ait un effet positif, on considère généralement qu'il s'agit aussi de médicaments à action lente.

Bien que l'on ne comprenne pas tout à fait le fonctionnement des ARMM, on s'entend généralement pour dire qu'ils ralentissent la progression de l'arthrite psoriasique en ralentissant ou en modifiant autrement les activités du système immunitaire du patient.

Cependant, encore une fois, selon le type particulier de médicament qui vous est prescrit, vous devez être conscient qu'il existe une possibilité d'effets secondaires désagréables et dangereux.

Il s'agit notamment de douleurs à l'estomac, de diarrhée ou de constipation, de nausées, de vomissements, de maux de tête et peut-être d'une éruption cutanée violente. De plus, il existe des effets secondaires potentiellement plus dangereux comme l'augmentation de la tension artérielle, la diminution du nombre de globules blancs (ce qui peut expliquer en partie pourquoi ils sont efficaces dans le traitement d'un état lié au psoriasis), la perte de cheveux et une sensibilité accrue à l'infection.

Comme pour le psoriasis lui-même, vous ne pouvez vous empêcher de conclure que, dans certains cas, les traitements recommandés par votre dermatologue ou l'assistant de votre médecin peuvent, dans certains cas, être aussi mauvais que s'ils n'étaient pas pires que la condition médicale pour laquelle ils ont été prescrits.

Traitements naturels pour l'arthrite soriasique

Il n'est peut-être pas trop surprenant que bon nombre des traitements naturels que vous pourriez utiliser pour le psoriasis puissent également être efficaces pour aider à traiter l'enflure, la raideur et la douleur articulaire associées à l'arthrite psoriasique.

Par exemple, on sait que l'huile topique d'arbre à thé soulage les douleurs musculaires et articulaires, tandis que l'ajout de curcuma aux aliments ou sa prise comme supplément alimentaire peut aider à soulager l'inflammation et la douleur associées à toute forme d'arthrite.

Cependant, comme le psoriasis et l'arthrite psoriasique sont deux maladies très différentes, il existe de nombreux autres traitements naturels qui méritent votre attention si vous souffrez d'arthrite psoriasique qui peuvent ne pas être aussi applicables dans le cas du psoriasis.

Chondroïtine et Glucosamine : La chondroïtine et la glucosamine sont des solutions naturelles de sulfate que vous pouvez utiliser pour réduire la douleur et ralentir la progression de l'arthrose, qui est la détérioration du cartilage entre les articulations de vos os. Ces deux substances se trouvent naturellement dans l'organisme et on croit que la chondroïtine améliore la rétention d'eau, ce qui maintient l'élasticité du cartilage entre les os, tandis que la glucosamine favorise la réparation et la production du cartilage.

La National Psoriasis Foundation suggère qu'il y a très peu d'effets secondaires avec ces substances et que vos antécédents de sécurité à long terme sont bien établis. Cependant, les femmes qui sont enceintes ou qui essaient de le devenir ne devraient pas les prendre, et la glucosamine est susceptible d'augmenter le taux de sucre dans le sang, donc elle n'est pas recommandée pour les diabétiques.

Les deux peuvent être trouvés sous forme de comprimés dans les magasins de produits de santé, ainsi que tous les suppléments suivants.

S-Adenosyl Méthionine (SAM-e) : La SAM-e est une version synthétique d'un produit chimique qui est naturellement fabriqué par tous les animaux. Aide à produire et à réguler les hormones et les neurotransmetteurs, qui à leur tour régulent l'humeur et les émotions.

Plus important encore pour une personne souffrant d'arthrite psoriasique, SAM-e participe à la fabrication du glutathion que le foie utilise dans le cadre du processus d'élimination des toxines (toxines qui peuvent exacerber le psoriasis et l'arthrite psoriasique), tout en aidant à reconstruire le cartilage, ce qui réduit encore la douleur et la fréquence de l'ostéoarthrite.

Méthylsulfonylméthane (MSM) : Le MSM, parfois appelé diméthylsulfone, est un produit chimique naturel présent dans les fruits, les plantes et les grains qui est malheureusement détruit par l'organisme pendant la digestion des aliments.

Pour réparer et maintenir les fonctions saines des articulations et du tissu conjonctif, l'organisme a besoin de soufre. Par conséquent, les HSH sont en mesure d'aider les personnes atteintes d'arthrite psoriasique parce que c'est un sulfate naturel qui complète les niveaux souvent trop faibles de sulfate que la plupart des gens ont. On a également signalé que les HRSH ont des propriétés analgésiques et la capacité de réduire l'inflammation, mais il y a peu de preuves établies pour expliquer pourquoi il en est ainsi.

Il convient également de noter qu'il existe peu de données scientifiques sur les avantages ou les effets secondaires à long terme de l'utilisation des HSH, et qu'il faut donc l'utiliser avec une certaine prudence.

> ### *Herbes pour traiter l'arthrite psoriasique*

Orties : On trouve des orties presque partout, mais elles sont néanmoins un véritable complément alimentaire de la nature. Inclure les orties dans votre alimentation peut aider à réduire l'hypertension artérielle, à minimiser les pires effets de l'eczéma et à soulager la douleur et l'enflure associées aux rhumatismes.

Safran : Le safran est une source naturelle d'acide chlorhydrique faible qui aide à éliminer l'acide urique du corps, ce qui est bénéfique car c'est l'acide urique qui lie le calcium supplémentaire déposé dans les articulations osseuses avec l'os lui-même. Il aide également à réduire l'accumulation d'acide lactique.

Extrait de manioc : Dans les tests effectués au cours des deux dernières années, il a été suggéré que l'inclusion de l'extrait de manioc dans leur alimentation a aidé de nombreuses personnes souffrant d'arthrite à réduire la gravité de leur condition. Bien que des suppléments d'extrait de manioc puissent déjà être trouvés dans les magasins d'aliments naturels, les tests sont toujours en cours. Cependant, jusqu'à présent, les résultats semblent extrêmement encourageants pour toute personne souffrant d'une forme quelconque d'arthrite ou de rhumatisme.

Bogbean : Le bogbean est un remède ancien qui s'est avéré avoir d'importantes qualités anti-inflammatoires et toniques, ce qui en fait un traitement idéal pour une condition arthritique.

Conclusion

Comme nous l'avons souligné tout au long de cet ouvrage, bien qu'il existe de nombreux traitements chimiques à base de médicaments pour le psoriasis et l'arthrite psoriasique, il existe également une vaste gamme de traitements naturels pour ces deux maladies.

Et comme c'est le cas pour presque tous les troubles médicaux, parce que la plupart des traitements naturels ont peu d'effets secondaires indésirables (voire aucun), il est toujours logique d'envisager d'utiliser une méthode de traitement naturelle avant d'utiliser des solutions à base de médicaments chimiques qui peuvent traiter le trouble mais posent d'autres problèmes dans le processus.

Pour toute personne souffrant de psoriasis, il est malheureux de constater qu'il n'existe aucun remède connu contre cette maladie aujourd'hui. Cependant, comme vous devez le comprendre maintenant, il existe de nombreux traitements naturels que vous pouvez utiliser pour traiter votre psoriasis ou, en fait, l'arthrite psoriasique qui peut réduire ou même éliminer les pires effets de l'affection.

Bien sûr, vous ne devriez pas ignorer totalement les conseils ou les recommandations d'un médecin, surtout si votre psoriasis ou votre arthrite psoriasique est particulièrement grave. Dans certaines circonstances, il ne fait aucun doute qu'une intervention médicale sera probablement nécessaire pour prendre en charge les pires cas de psoriasis et d'arthrite psoriasique, et si c'est votre cas, vous devrez peut-être consulter un médecin.

Cependant, dans de nombreux cas, les produits pharmaceutiques à base de médicaments qui peuvent être utilisés de façon topique ou systématique seront automatiquement recommandés par votre conseiller médical, quelle que soit la gravité de votre arthrite psoriasique due au psoriasis. Dans de telles circonstances, les solutions naturelles peuvent apporter exactement le même soulagement que les produits pharmaceutiques. Par conséquent, une fois que vous savez que le psoriasis ou l'arthrite psoriasique est votre problème, il est certainement logique d'essayer des solutions naturelles avant de revenir aux produits pharmaceutiques.

Le psoriasis est une maladie qui peut être un fléau dans votre vie, mais ce n'est pas obligatoire. Tout aussi important, c'est une condition qui peut être traitée d'une manière totalement naturelle.

Armé de l'information que vous avez lue dans ce livre, le moment est venu de commencer à traiter le psoriasis d'une façon tout à fait naturelle.

Maintenant oui, je vous souhaite le meilleur dans vos résultats, et rappelez-vous que tout est pratique ; la théorie sans l'action ne vous est d'aucune utilité.

Un gros câlin, ton amie Jessy !

D'ailleurs, lorsque vous obtiendrez vos résultats petit à petit, je vous recommande vivement, si vous voulez apprendre à faire une désintoxication naturelle complète, mon livre, sur "COMMENT FAIRE UNE DÉINTOXICATION NATURELLE COMPLÈTE", est un livre qui je suis sûr vous aidera beaucoup sur votre chemin vers"la bonne santé".

Sans plus attendre, vous pouvez le trouver dans le moteur de recherche Amazon, comme : "Comment faire une désintoxication naturelle complète" ou en cherchant mon nom, comme : "Jessy M. Brown".... Encore une fois, je vous souhaite beaucoup de succès dans vos résultats !

www.ingramcontent.com/pod-product-compliance
Lightning Source LLC
Chambersburg PA
CBHW072106280526
45788CB00006B/2427

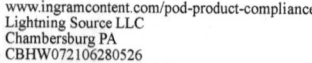